DU TRAITEMENT DES ACCIDENTS NERVEUX DE LA GROSSESSE PAR LE BROMURE DE POTASSIUM

PAR

LE Dr A.-E. CORDES

MÉDECIN DU DIACONAT DE L'ÉGLISE RÉFORMÉE DE PARIS.

Mulier tota est in utero.
(SWAMMERDAM.)

PARIS
LEFRANÇOIS, LIBRAIRE-EDITEUR
9, RUE CASIMIR-DELAVIGNE, 9

1869

DU TRAITEMENT

DES ACCIDENTS NERVEUX

DE

LA GROSSESSE

PAR

LE BROMURE DE POTASSIUM

Paris. A. Parent, imprimeur de la Faculté de Médecine, rue M.-le-Prince, 31.

DU TRAITEMENT

DES ACCIDENTS NERVEUX

DE LA

GROSSESSE

PAR LE

BROMURE DE POTASSIUM

PAR

LE Dr A.-E. CORDES

MÉDECIN DU DIACONAT DE L'ÉGLISE RÉFORMÉE DE PARIS.

Mulier tota est in utero.
(SWAMMERDAM.)

PARIS
LEFRANÇOIS, LIBRAIRE-EDITEUR
9, RUE CASIMIR-DELAVIGNE, 9

1860

INTRODUCTION

En commençant cet essai sur le bromure de potassium, nous ne nous faisons pas illusion sur les difficultés que présente le sujet. Nous n'ignorons pas que, pour être traité d'une manière complète, il exigerait beaucoup plus de connaissances et d'expérience cliniques que nous n'en pouvons avoir. Aussi, serons-nous le plus souvent forcé de nous borner au rôle de simple historien et de théoricien, et de tirer, de l'analogie et du raisonnement sur les effets thérapeutiques et physiologiques du bromure, de nouvelles indications.

Nous ne prétendons pas faire de ce sujet une étude complète, laissant à des plumes plus vaillantes et plus autorisées que la nôtre, la tâche attrayante de nous dire le fond des choses, et à des intelligences plus exercées le bonheur d'arracher à la science son dernier mot. Étonné de voir un assez grand nombre de nos plus éminents praticiens négliger, plutôt par timidité que par scepticisme, quelques-unes des applications de ce médicament, c'est sur celles-là que nous faisons spécialement porter notre étude : heureux si nous parvenons à faire passer dans l'esprit de nos lecteurs les convictions que nous avons puisées à diverses sources, particulièrement aux savantes leçons de M. Martin-Damourette, à qui nous nous empressons d'offrir nos remercîments et l'expression de notre reconnaissance pour les directions qu'il nous a données, et pour les faits qu'il a bien voulu nous communiquer.

Nous prions aussi M. le professeur Gubler de vouloir bien accepter l'expression de notre reconnaissance, pour la manière tout aimable dont il nous a accueilli et encouragé dans notre travail par ses conseils, aidé par son expérience, et facilité les moyens d'expérimentation, en nous introduisant auprès de M. le Dr Matice, qui nous a si obligeamment ouvert ses salles d'accouchées.

DU TRAITEMENT

DES ACCIDENTS NERVEUX

DE LA

GROSSESSE

PAR LE

BROMURE DE POTASSIUM

Dans cet essai, nous nous proposons de démontrer l'utilité du bromure de potassium contre un grand nombre d'accidents nerveux de la grossesse, qu'on peut, avec M. Fleewood Churchill (1), regarder comme des « désordres produits par irritation réflexe. »

Nous ne ferons que passer légèrement sur les affections peu graves, et celles sur lesquelles l'expérimentation clinique ne s'est point encore prononcée, pour nous étendre plus longuement sur

(1) Traité pratique des maladies des femmes hors l'état de grossesse, pendant la grossesse etaprès l'accouchement; trad. par A. Wieland et J. Dubrisay, p. 735.

celles qui mettent en péril l'existence de la mère et celle de l'enfant, ou toutes deux, et sur celles où nous pourrons appuyer la théorie par des résultats cliniques.

Nous commencerons, pour éviter les redites, par un exposé sommaire de l'action physiologique du bromure de potassium.

Lorsque M. le Dr Puche essaya le bromure de potassium, dans lequel il espérait trouver un auxiliaire ou un succédané de l'iodure de même base, il en reconnut l'inutilité dans les accidents syphilitiques secondaires et tertiaires; mais il s'aperçut que la sensibilité, spécialement celle de l'isthme guttural, était obtuse, et qu'on pouvait, sans provoquer de vomissement, titiller la partie postérieure du pharynx chez les sujets bromurés.

Les élèves de M. Puche, MM. Huette et Rames, continuèrent et répétèrent ses expériences; M. Rames (thèse de Paris, 1850) constate, dans plusieurs observations, qu'il serait trop long de rapporter, l'anesthésie consécutive à l'emploi du bromure; les phénomènes sont les suivants : amortissement du sens génital, diminution des forces musculaires, étourdissement, bégaiement, insensibilité, diplopie, paracousie, somnolence, hébétude. Il porte les doses jusqu'à 30 grammes par jour dans un cas, dans un autre jusqu'à 36 grammes, sans noter d'autre symptôme que de la torpeur, « une sorte d'idiotie » qui cesse avec l'administration du médicament.

« En résumé, dit M. Huette, la prostration des

forces, l'engourdissement des mouvements, la sensibilité générale plus ou moins abolie, le sens génital amorti, tels sont les effets qui m'ont engagé à classer le bromure parmi les agents les plus énergiques et les plus spéciaux de la médication stupéfiante. »

M. Rames (thèse de Paris, 1850) note des effets tout à fait semblables ; il paraît avoir porté spécialement son attention sur les troubles intellectuels : affaiblissement de l'intelligence, rêvasseries dans quelques cas ; il rapporte même un cas d'hallucination ; l'appétit est généralement éveillé ; le seul inconvénient qu'il signale est une incontinence d'urine, qu'il note dans deux cas seulement.

M. le professeur A. Gubler (*Bull. de thérap.*, 1864, p. 5) démontre la puissance sédative de cet agent sur l'économie entière. Pour obtenir les effets généraux, le bromure de sodium, selon lui, serait préférable comme devant être mieux toléré, les sels de soude étant en général fort bien supportés. Ce serait l'inverse si l'on voulait faire traverser, à un moment donné, les glandes salivaires ou un autre émonctoire par une grande quantité de brome. Dans ce cas, il faudrait s'adresser au bromure de potassium. Il observe « une sédation marquée du système nerveux sensitivo-moteur, et de la circulation, » une anesthésie plus prononcée sur le tégument interne que sur le tégument externe ; « le bromure, dit-il, s'adresse spécialement à la sensibilité des muqueuses de l'isthme guttural, du pharynx et des voies génitales. »

Il « prévient ou modère les convulsions éclamptiques, diminue l'action excito-motrice de la moelle, et résout les contractions tétaniques; la fièvre est diminuée, la turgescence des capillaires s'amoindrit. »

Dans le même volume du *Bulletin de thérapeutique* (p. 97), M. Debout établit l'action hypnotique du bromure, et déclare qu'il n'a pas observé la constipation notée par MM. Huette et Rames; « au contraire, dit-il, le ventre est libre; il y a même un peu de diarrhée qui cesse après l'accoutumance de l'intestin au médicament. » Cette différence dans les effets observés tient, sans nul doute, à la différence des doses. M. Debout, en effet, n'a point employé le bromure à dose aussi élevée que MM. Huette et Rames, et n'a dû, par conséquent, observer que l'effet irritant, traduit par la diarrhée; MM. Huette et Rames, administrant cet agent à dose élevée, ont pu constater l'action acinétique du bromure sur l'intestin, traduite par la constipation.

M. Vigouroux (*loc. cit.*, p. 202) vante l'action du médicament qui nous occupe dans le « nervosisme qui est sous l'influence d'un excès de vascularité des centres nerveux. » C'est dire que le bromure est un vaso-moteur, ce qui est du reste reconnu par tous les expérimentateurs. De plus, il lui accorde une propriété tonique et reconstituante.

On conçoit l'influence que doit avoir un vasomoteur aussi puissant que le bromure sur les fonctions en général, et spécialement sur celles du système nerveux, quand on se reporte à une expérience de M. Poiseuille, qui a démontré que la quantité de sang qui traverse un vaisseau, dans un temps donné, est proportionnelle à la quatrième puissance du diamètre de ce vaisseau.

Un physiologiste allemand, M. Donders, a constaté que le diamètre de l'artère méningée d'un lapin soumis à l'opium était triple de celui qu'elle avait à l'état normal. Pareille expérience n'a pas été faite, que nous sachions, au sujet du bromure, qui possède sur les vaisseaux la propriété opposée à celle de l'opium; mais, ce qui est vrai pour l'augmentation du calibre normal d'un vaisseau, l'est aussi, à l'inverse, pour sa diminution.

M. A. Voisin (*loc. cit.*, t. LXXI, p. 97), résume en ces termes les propriétés physiologiques du bromure.

(Les observations sont prises sur des épileptiques soumis aux hautes doses de 2 à 10 gr.)

Tube digestif. Saveur saumâtre, quelquefois nausées, cuisson dans l'arrière-gorge, parfois chaleur épigastrique et dégoût (de 8 à 10 grammes). Infiltration de la muqueuse buccale, œdème de la luette et de la langue, qui présente des impressions dentaires; salivation, odeur de brome exhalé, sensibilité *tactile* et douloureuse de la cavité buccale et de la langue normales, anesthésie pharyngée et épiglottique (à 4 gr).

Voies urinaires. Cuisson, diurèse.

Voies génitales. Dépression ou abolition de la fonction ; quelques cas rares de demi-satyriasis.

Voies respiratoires. Enrouement, aphonie, toux sèche, râles sous-crépitants à l'auscultation.

Système nerveux. (A 6 gr. au moins), mémoire et réflexion diminuées, langage incorrect, idées difficiles à assembler, parole traînante; les bromurés écrivent dans quelques cas comme les aphasiques; tendance au sommeil; légers troubles sensoriels.

Peau. Éruption d'acné.

Membres. Fatigue musculaire, inaptitude à la station verticale, amaigrissement ; pas de troubles circulatoires, sauf dans les cas d'intoxication ; température et respiration normales. Diminution et retard de l'apparition du flux cataménial.

Ordre d'apparition des phénomènes. — Acné, de 2 à 3 gr. Disparition de la sensibilité réflexe de l'arrière-gorge, de 2 à 5 gr. ; elle ne se produit quelquefois qu'à 8 ou 10 gr.

Affaiblissement de l'intelligence, à 7 gr.

Titubation à 8 gr.

Hypnotisme à 3 ou 4 gr.

Suspension de l'incitation génitale à 5 gr.

Les voies d'élimination du bromure sont les reins, les glandes salivaires, la peau.

M. A. Voisin conclut ainsi : « Il résulte des observations précédentes que l'une des principales indications du bromure est l'exaltation de la force excito-motrice de la moelle, c'est-à-dire l'existence de secousses, soubresauts, mouvements brusques, diurnes ou nocturnes, partiels ou généraux ; le but du médecin, qui doit tendre à affaiblir cette propriété médullaire, se trouve ainsi en rapport avec l'un des effets du bromure. »

MM. Eulenburg et Guttman, de Berlin (*Mém. Acad. des sciences*, 1867, t. I, p. 1281), sont arrivés, par des expériences sur des grenouilles et sur des lapins, aux résultats suivants : Perte absolue de motilité, d'action réflexe, de sensibilité, arrêt de la respiration et des pulsations lymphatiques, affaiblissement et ralentissement des battements ventriculaires, affaiblissement extrême de la circulation périphérique, arrêt absolu diastolique du cœur : « Le cœur, une fois arrêté, disent-ils, cesse de répondre aux irritations. »

Pour les auteurs de ce mémoire, le bromure est un poison du cœur et de la moelle. Nous nous réservons de discuter cette opinion et d'expliquer la cause de l'erreur dont nous la croyons entachée.

Dans une communication à l'Académie des sciences, en 1867 (*Mém. Acad. des sciences*, 1867, t. II, p. 80), M. Laborde conclut de ses expériences que le bromure exerce son action primitivement sur la moelle, et annule ou détruit sa propriété réflexe.

C'est principalement cette propriété qui servira de base au traitement des accidents nerveux qui font le sujet de notre travail. MM. Martin-Damourette et Pelvet, dans un mémoire détaillé et complet, que nous ne pouvons analyser, concluent en ces termes : « Le bromure n'exerce pas d'action élective sur un organe en particulier ; les nerfs sensitifs perdent leurs propriétés avant les nerfs moteurs, ceux-ci avant la moelle, et la moelle avant les muscles ; en un mot, le bromure de potassium est un poison nervo-musculaire général. »

L'action du bromure sur la moelle est établie par M. Laborde (*Arch. de physiologie normale et pathologique*, 1868, numéro de mai-juin) en ces termes : « Le bromure de potassium exerce une action prédominante, et en cela *élective sur le système nerveux* en général, et plus spécialement sur *les phénomènes sensitivo-moteurs* d'ordre réflexe, en impliquant simultanément l'organe central de l'élaboration et les expansions nerveuses sensitives phériphériques. Cette action se porte *secondairement* et accessoirement sur les organes de la motilité spontanée (cerveau et conducteurs nerveux), et ce *contraste* entre les deux ordres de phénomènes est une des causes caractéristiques de l'influence physiologique du bromure. » Enfin, M. Saison (1) conclut de ses expériences personnelles et de celles des autres auteurs,

(1) Du bromure de potassium et de son antagonisme avec la strychnine (Paris, 1868).

que le bromure agit par irritation du grand sympathique et par diminution de l'innervation cérébro-spinale. Pour nous, s'il nous est permis d'émettre une opinion, étant admise la réduction de volume des capillaires, qui va, dit M. Saison, jusqu'à l'effacement complet, nous admettons celle de M. Saison, qui est aussi celle de M. le professeur Sée, exprimée en ces termes : « L'action sur les centres nerveux et sur la périphérie est une : rétrécissement des vaisseaux, et conséquemment perte des propriétés des éléments, cellule nerveuse ou fibre musculaire. L'électivité ne serait pas moins réelle si la rétraction des vaisseaux était la conséquence de l'irritation des nerfs vaso-moteurs ; le bromure serait un irritant du grand sympathique, et rien que cela. »

Ou, pour nous exprimer en peu de mots, nous dirons avec M. le professeur Gubler (*Commentaires thérapeutiques sur le Codex*, p. 524) : « En définitive, le bromure de potassium exerce une action sédative et hyposthénisante sur tout le système, par l'intermédiaire probablement des nerfs vaso-moteurs, dont il augmente l'action. Par le calme qu'il amène dans la circulation cardiaque, par le retrait qu'il détermine dans les réseaux capillaires, comme par l'accroissement parfois énorme de la diurèse, le bromure alcalin se rapproche singulièrement de la digitale. La prédilection qu'il manifeste pour certaines régions, l'entrée des voies digestives et respiratoires, l'appareil génito-urinaire, tient vraisemblablement à l'élimination active qui s'en fait par les reins, par les muqueuses et les glandes des régions favorisées. »

Le bromure a, en premier lieu, une action locale irritante, et c'est cette action, constatée dans les parties qu'il touche, lorsqu'on l'administre par la bouche ou en injection hypodermique, qui a induit, il nous semble, en erreur MM. Eulenburg et Guttmann (*loc. cit.*). Ils ont fait leurs injections trop près du cœur pour bien pouvoir observer les effets du bromure sur le système nerveux en général. Le cœur a été paralysé, après excitation, avant que l'organisme entier ait pu subir les effets du médicament.

A la vue de tous ces effets, n'est-on pas autorisé à considérer le bromure de potassium comme le médicament des irritations réflexes et des congestions, surtout de celles des organes nerveux, et à dire avec M. Martin-Damourette : « Le bromure de potassium trouve son emploi dans tout phénomène nerveux en excès. » Il sera d'une grande utilité dans les phénomènes nerveux sympathiques, dans le nervosisme, si commun chez les femmes, et qui sont sous la dépendance de l'utérus. Quand Swammerdam a écrit l'aphorisme qui sert d'épigraphe à ce mémoire, il ne connaissait sans doute pas les phénomènes réflexes, comme nous pouvons les connaître après les belles expériences de Prochaska (1784), Legallois (1812), Flourens, Marshal-Hall Müller (1833), MM. Cl. Bernard et Vulpian ; mais il avait au moins entrevu l'influence énorme que l'utérus gravide, ou à l'état de vacuité, exerce sur la santé de la femme. L'hystérie, si diverse dans ses formes qu'elle en est quelquefois méconnaissable, cédera dans nombre de cas à une administration raisonnée de bromure.

Voici une observation qui m'est personnelle, où une névralgie, d'origine sans doute hystérique, traitée au début par le bromure, a disparu sous l'influence de petites doses de bromure de potassium.

OBSERVATION.

O. F..., âgée de 20 ans, d'un tempérament nerveux, nous demande, dans la première quinzaine de janvier, un remède pour une névralgie « de l'oreille », nous dit-elle, qui s'étend à la moitié postérieure de la face du côté gauche. Après nous être assuré que cette douleur n'avait pas pour cause une dent cariée, nous nous contentâmes de lui appliquer du coton imbibé de chloroforme dans le conduit auditif; ce moyen n'ayant pas réussi, et la névralgie s'étendant au front, nous lui fîmes faire des frictions belladonées sur la moitié gauche de la face et du front, car c'est toujours à regret que nous nous adressons à l'opium. Cependant, cette névralgie, qui avait le singulier caractère de n'apparaître qu'une heure environ après le coucher, quelle que fût d'ailleurs l'heure de celui-ci, et de reparaître immédiatement le matin, si la malade reprenait le décubitus horizontal, ce qui nous parut établir son caractère congestif, ne la laissant pas dormir, nous lui fîmes prendre 15 gouttes de laudanum, qui procurèrent ce sommeil lourd et fatigant qui suit l'administration de l'opium; la névralgie n'en fut point amendée. Enfin, ayant appris que la malade avait eu quelques attaques hystériformes, nous pensâmes que la névralgie pourrait bien être de cause hystérique; nous voulûmes essayer du bromure, et lui fîmes prendre une cuillerée à soupe par jour, pour commencer, de la solution indiquée par M. Gubler:

Bromure de potassium. .	20	grammes,
Eau distillée.	300	—

Sous l'influence de ce traitement, en six jours la malade retrouva le sommeil et le calme; elle avait pris en tout 8 gr. de bromure. Depuis lors, elle n'a plus souffert de sa névralgie (26 février).

Éclampsie puerpérale. — Frappé de l'action physiologique du bromure et de l'analogie qui existe entre les symptômes de l'épilepsie (où cet agent a donné de si beaux succès à MM. Ch. Locock (1853), Blache (1864), Thomas, de Sedan (1867), Brown-Séquard, Blanc-Radcliffe, Voisin (1866), Bazin, Moreau, de Tours (1865), Mac Donnel et M. G. Sée, qui se flatte, dans ses leçons cliniques, d'éloigner les accès d'épilepsie) et les symptômes de l'éclampsie puerpérale, nous conçûmes l'idée de l'employer dans cette terrible névrose, devant laquelle la science reste si souvent désarmée et impuissante.

M. Gubler a donné, avec succès, le bromure alcalin dans un certain nombre de cas d'épilepsie essentielle ou symptomatique. Toujours il a vu, sous l'influence de la dose quotidienne de 2 à 6 gr., diminuer l'intensité des crises et s'éloigner les accès. Dans deux cas récents d'éclampsie saturnine, le bromure, à la dose de 6 gr., a rendu les mêmes services.

Nous fûmes corroboré dans notre idée par le Dr Saison, qui dit (*loc. cit.*, p. 47) : « Le bromure semble avoir une action puissante sur la modalité nerveuse des organes génitaux »; par l'expérience de M. Demeurat, de Tournon (*Bull. thér.*, t. LXIX, p. 329), qui a remarqué que : « le bromure est particulièrement utile dans l'épilepsie, quand celle-ci est sous la dépendance de troubles du système utérin. »

« Rien, dit M. Dumont (thèse de Paris 1850), ne défend de penser que le bromure se comporte chez les femmes, à l'égard des fonctions génitales, autrement que chez l'autre sexe. »

De plus, le fait expérimental, constaté par M. A. Voisin (*loc. cit.*) dans le traitement des épileptiques par le bromure, de la « diminution et du retard dans l'apparition du flux cataménial, » prouve l'action sédative spéciale du bromure sur les organes génitaux de la femme.

Malheureusement pour notre travail, et heureusement pour les accouchées, malgré l'extrême obligeance de M. le Dr Matice, qui a bien voulu nous promettre d'employer, sous nos yeux, ce puissant médicament sur le premier cas d'éclampsie puerpérale qui se présenterait dans ses salles d'accouchements, nous n'avons pas eu l'occasion de voir le bromure en présence de cette névrose. Nous pensons que, en face d'une maladie si grave et aussi promptement mortelle, et, eu égard à l'innocuité du médicament (innocuité démontrée par les fortes doses qu'administrait M. Huette et par le cas cité par M. le professeur Gubler (*loc. cit.*, p. 524) d'un médecin « qui avait avalé d'un trait une fiole contenant 10 grammes de bromure de potassium, en dissolution dans 60 grammes d'eau, » et qui n'éprouva d'autre effet qu'une ivresse prononcée), on devra, le cas échéant, donner le bromure à la dose élevée de 10 à 15 grammes dans les vingt-quatre heures, par prise de 1 gramme. Cette forte dose est d'autant moins à redouter que, par suite de l'état de convulsion générale où se trouvent les éclamptiques, le bromure devra être toléré parfaitement, comme l'est l'opium dans le tétanos. La solution indiquée par M. Gubler (*loc. cit.*, p. 527) est fort commode pour le dosage.

Bromure de potassium	20	grammes,
Eau distillée	300	—

Chaque cuillerée à soupe représente approximativement 1 gramme de sel.

Pour nous, comme pour M. le professeur Vulpian (*Leçons sur la physiologie du système nerveux*, p. 400), l'éclampsie est une névrose d'origine réflexe; elle est due à l'irritation des nerfs sensitifs utérins, dépendant soit du grand sympathique, soit du système cérébro-spinal, irritation non consciente dans la plupart des cas, et sous l'impression de laquelle la moelle réagit par des convulsions générales, semblables à celles qu'on observe chez les jeunes enfants pendant l'éruption des dents. Dans ce dernier cas, il y a de même irritation périphérique des nerfs sensitifs, et la moelle, excitée, réfléchit de même cette impression en mouvements tumultueux. M. Vulpian (*loc. cit.*, p. 412) a en effet démontré que, lorsque l'excitation des nerfs sensitifs est forte, elle se diffuse dans toute la moelle et se traduit par des mouvements réflexes généraux.

Le bromure s'adresse à la sensibilité qu'il diminue, à la propriété excito-motrice de la moelle qu'il affaiblit, et enfin au phénomène des convulsions qu'il amoindrit, ou même détruit complétement et qui est, sinon la seule, du moins la principale cause de la mort, par l'obstacle qu'elles apportent à la circulation et à la respiration, comme le démontrent la cyanose et les congestions pulmonaires et méningées qu'on observe à l'autopsie des éclamptiques. Il s'adresse donc aux trois éléments de l'anse réflexe : sensibilité, mouvement, et pouvoir réflexe «qui n'est, du reste, qu'un des modes de la propriété motrice de la moelle» (Axenfeld, *Traité des névroses*, p. 365). En deux mots, le bromure est anesthésique, acinétique, vaso-moteur et hypnotique.

C'est à dessein que nous ne parlons pas de l'élément urémique de l'éclampsie; car, outre que l'éclampsie ne se lie pas constamment à l'urémie, et que l'urémie ne produit pas toujours l'éclampsie, de sorte que la question de la relation de ces deux affections n'est pas jugée, nous sommes convaincu que, si le système nerveux, stupéfié par le bromure est irrité par un sang urémique, il sera beaucoup moins sensible à cette irritation, et que, si la stupéfaction nerveuse est portée assez loin, les convulsions éclamptiques ne pourront se produire, ou tout au moins (car il faut faire la part de la clinique) seront singulièrement atténuées.

Le Dr Shoyer, de Leavenworth (Kansas), a employé une fois avec succès le bromure de potassium dans les convulsions puerpérales (dans *New-York medical record*, t. Ier, cité dans le *Bulletin général de thérapeutique*, t. LXXIV, p. 41). Voici le résumé de cette observation :

OBSERVATION

Mme H..., âgée de 18 ans, primipare, se plaint, le 30 avril 1868, de douleurs gastriques que M. Shoyer attribue d'abord à un commencement de travail. Pendant la nuit, elle a des vomissements; 1/2 once d'huile de ricin lui procure deux selles. Pour contenter sa faim, qui est vorace, elle mange beaucoup de viande, de pain, etc., sans mâcher. Dans la matinée du 1er mai, elle se lève à sept heures pour manger de nouveau; elle est prise d'une lipothymie; portée sur un lit, elle est saisie de convulsions. A huit heures, les convulsions sont extrêmes, la respiration stertoreuse, les mâchoires serrées, les pupilles insensibles à la lumière, la bouche écumante; 5 gouttes d'huile de croton tiglium, administrées dans l'espace d'une heure, n'amènent aucun résultat. Le chloroforme ne calme les accidents que tant que dure son administration. M. Shoyer, persuadé que le fœtus a cessé de vivre, perfore les membranes pour activer le travail. A la suite de plusieurs vomissements, où l'on reconnaît les aliments qu'elle a pris le jour précédent, la malade éprouve quelque soulagement. On lui administre une « mixture purgative » qui lui procure trois selles; elle les laisse aller dans son lit sans s'en apercevoir. A cinq heures après midi, après trois heures de calme, les premières douleurs apparaissent. M. Shoyer demande une consultation, à la suite de laquelle il est décidé qu'on donnera à Mme H... 15 grains de bromure de potassium par heure, et qu'on en observera l'effet.

Depuis la première administration jusqu'à la fin du travail, dans un espace de vingt et une heures et demie, on ne voit apparaître aucune convulsion. La dose ci-dessus indiquée fut donnée cinq heures de suite, puis, à des intervalles plus éloignés ; vers la fin du travail, la malade ne la prenait plus que de quatre en quatre heures.

Le travail se termine à deux heures et demie, le 2 mai. Le fœtus est mort depuis quelques jours, comme le prouve l'état de la peau ; il a le développement d'un fœtus de 8 mois et demi.

Le total des doses de bromure monte à 10 grammes en dix-neuf heures et demie. Sous l'influence de cette dose, on n'a noté qu'une somnolence paisible, qui dura jusqu'à la fin du troisième jour. Mme H... s'éveille d'un long sommeil, sans aucun souvenir de ce qui s'est passé.

Cette observation, intéressante à plus d'un titre, et dont nous n'avons eu connaissance qu'au moment de livrer notre mémoire à l'impression, prouve :

1° L'innocuité des hautes doses de bromure de potassium dans les affections convulsives (10 grammes en moins de vingt heures);

2° Le rapide effet du médicament, puisque, dans le cas de Mme H... il a produit l'arrêt des convulsions dès le moment de son application;

3° Que le bromure n'arrête pas le travail : car un travail de dix-neuf heures et demie, chez une primipare éclamptique, n'a rien de bien surprenant.

4° La fugacité de l'effet, et, par suite, l'insuffisance du chloroforme ;

5° L'auteur de l'observation ne mentionnant rien de particulier dans les suites de couches, nous sommes autorisé à penser que le bromure n'a pas de fâcheux effets sur la délivrance, sur le retrait de l'utérus, ni sur l'état de la santé après l'accouchement.

On ne saurait attribuer au bromure la mort du fœtus, laquelle remontait à plusieurs jours, puisque l'épiderme était macéré.

Nous allons comparer entre eux, et avec l'emploi du bromure, les divers traitements de l'éclampsie, dont le nombre seul suffirait à prouver l'impuissance.

Saignée.

La saignée, dont Cazeaux (*Traité d'accouchement*, page 756) attribue les bons effets à ce qu'elle décongestionne les centres nerveux (et encore, dit-il, on n'obtient pas toujours cet effet), pourra être avantageusement remplacée par le bromure, dont la vaso-motricité sera d'une grande utilité pour prévenir, ou même effacer, les fluxions méningées. Il présente sur la saignée l'avantage de ne pas priver la malade de son sang déjà appauvri.

Diurétiques.

La diurèse, parfois considérable, provoquée par le bromure, répond à l'indication, posée par le même auteur, de dériver les fluxions sur l'organe urinaire.

Emétique.

L'émétique, recommandé par MM. Collins et Johnson, à dose nauséeuse, agit par sa propriété contro-stimulante et diaphorétique; là encore le bromure remplirait l'indication utile, en hyposthénisant la malade, et il présente l'avantage d'avoir une action plus prolongée et plus facile à diriger et à mesurer ; car il est difficile de s'arrêter à temps avec l'émétique, sans produire le vomissement.

Inhalations anesthésiques.

Le chloroforme, vanté à si juste titre dans la maladie qui nous occupe, n'agit que momentanément, et les accès reviennent presque constamment quand on en suspend l'administration. Le bromure, lui, qui calme aussi bien la motilité que la sensibilité, et qui, de plus, soumet la moelle et le cerveau, a le grand avantage de prolonger son action pendant tout le temps nécessaire pour atteindre la fin naturelle de la grossesse.

N'est-ce pas assez démontrer, par le raisonnement, puisque l'expérience clinique personnelle nous fait défaut, bien malgré nous, que le bromure est indiqué dans l'éclampsie, et en faut-il davantage pour décider les praticiens timides à essayer d'un agent à la fois si innocent et si puissant?

Ligature des membres.

La ligature des membres inférieurs, que nous n'avons trouvée mentionnée dans aucun des traités d'accouchements que nous avons eus entre les mains, et dont M. Ed. Robin attribue les bons effets dans l'éclampsie et l'épilepsie à ce qu'elle s'oppose à l'hématose, et par là, diminue la propriété excitante du sang sur les muscles, serait heureusement remplacée par le bromure; moyen moins brutal, et qui, par sa vaso-motricité et le ralentissement qu'il produit dans les battements du cœur, agit dans le même sens que la compression.

L'explication de M. Brown-Séquard nous paraît bien plus plausible. Se fondant sur l'observation faite par M. Cl. Bernard, et répétée par M. Vulpian, que toute irritation portée sur un nerf moteur, change l'état où se trouve actuellement le muscle auquel se rend ce nerf, il admet que la ligature irrite les nerfs moteurs, et, changeant l'état actuel des muscles qu'ils animent, qui est la contraction, les met dans l'état de relâchement. Dans les expériences de M. Brown-Séquard, qui rend à volonté les animaux épileptiques par une hémisection latérale de la moelle, une simple piqûre de la face suffit pour faire cesser les contractions épileptiques.

Névralgies.

Les diverses névralgies dépendant de l'état de gestation, et que tout médecin a vues si rebelles à tous les traitements, peuvent être guéries par ce précieux médicament anesthésique et vaso-moteur, ainsi que le prouvent les observations de M. le Dr Martin-Damourette citées plus loin.

Appétit dépravé.

Dans l'appétit capricieux ou dépravé, si commun chez les femmes enceintes, et dont la cause ne nous est pas connue, mais qui paraît dépendre d'une modification particulière du système nerveux sympathique, l'action du bromure sur la moelle pourra, nous en sommes convaincu, être utilisée avec succès. Sa propriété tonique et reconstituante sera fort utile pour empêcher la dénutrition, en attendant la cessation des accidents qui ne permettent pas à la malade de s'alimenter suffisamment.

Vomissements.

Les nausées et les vomissements simples — (les vomissements incoercibles seront l'objet d'un chapitre à part) — cèdent à l'emploi de faibles doses de bromure, ainsi que le démontrent les rapides observations suivantes de M. le Dr Gersoy. (*Revue de thérapeutique*, 1868, page 402.)

OBSERVATION I.

Femme de 30 ans, à sa deuxième grossesse, ayant souffert à sa première de quelques vomissements dans les six premiers mois; elle est actuellement affectée d'une toux nerveuse qui, depuis plusieurs semaines, lui amène des vomissements. 2 grammes de bromure par jour amènent la guérison.

OBSERVATION II.

Femme de 24 ans, d'une constitution nerveuse; première grossesse datant de deux mois, vomissements glaireux, quelquefois alimentaires, tous les jours. Les vomissements cèdent à l'administration de 2 grammes de bromure dans la décoction de quinquina, continuée quinze jours. Dix jours après la suspension du médicament, les accidents reparaissent, pour céder à 2 grammes de bromure par jour, donnés pendant un mois, dose réduite à 1 gramme le mois suivant.

OBSERVATION III.

Femme de 32 ans, bonne constitution, deuxième grossesse (dans la première elle a eu des vomissements glaireux quotidiens; l'accouchement s'est heureusement terminé), vient à trois mois et demi de grossesse consulter M. Gersoy. Depuis un mois elle a des vomissements, qui cèdent, au bout de trois jours, à une dose de 2 grammes de bromure, administrée dans la macération de quassia amara.

La malade suspend le traitement pendant un mois, puis le reprend pour le suspendre encore; elle accouche au neuvième mois, « ayant à peine vomi cinq ou six fois depuis le bromure. »

Les nausées ont averti à diverses reprises M. Gersoy du moment où il fallait revenir au bromure.

OBSERVATION IV.

Grossesse de trois mois. Vomissements bilieux quotidiens, inappétence. Le traitement commence par 2 grammes de bromure dans la macération de quassia; les accidents disparaissent; la malade recouvre de l'appétit, elle ne prend plus que 1 gram. de bromure.

L'auteur ne nous dit pas si l'accouchement a été heureux et si les vomissements n'ont pas reparu.

M. Gersoy termine en disant qu'il se propose d'employer le bromure dans les vomissements incoercibles de la grossesse en l'associant à de la glace pilée qui facilitera la tolérance de l'estomac. Il l'emploierait, dit-il, même en lavements, si l'estomac ne pouvait pas le garder.

Crampes.

La cardialgie trouve son remède dans la propriété anesthésique et acinétique du bromure; les crampes du tube digestif de même.

Palpitations et dyspepsie.

Les palpitations du cœur, vu « l'action régularisante du bromure sur la révolution du cœur » (A. Gubler. *Commentaires thérapeutiques sur le Codex*, page 524), seront diminuées par le bromure.

La dyspnée, vu l'action sédative du bromure de potassium, sur la respiration, doit être aussi diminuée, telle est l'opinion de M. le professeur Gubler.

Toux nerveuse.

L'observation 1 de M. Gersoy prouve les bons effets du bromure dans la toux nerveuse de la gestation. Cette action s'explique par la propriété anesthésique et acinétique du bromure.

Insomnie.

Quant à la perte de sommeil, elle ne saurait être combattue par un agent plus actif à la fois et plus innocent que celui qui nous occupe; le bromure, en effet, ne présente pas les dangers de l'opium, qui constipe, et qui congestionne les centres nerveux. On l'emploie fréquemment dans les insomnies, de quelque cause qu'elles dépendent.

Chorée.

Le bromure a donné de beaux résultats entre les mains de M. le professeur Gubler, dans un cas de chorée *récidivée* et liée à la grossesse. Cette observation, citée par M. Dumont (thèse de Paris, 1865), et rapportée dans le *Bulletin de thérapeutique*, (tome LXVIII, page 178), est trop connue pour que nous la rapportions. L'important est de faire remarquer que la guérison, persistante quinze jours après la cessation du traitement, a été obtenue au bout de neuf jours. M. Bondet, médecin de l'Hôtel-Dieu de Lyon, nous a rapporté *oralement* un cas du même genre suivi d'amélioration.

Menaces d'avortement.

Dans les menaces d'avortement, l'action du bromure sur la moelle serait d'une grande utilité. L'accouchement, en effet, tenant sans nul doute à une incitation des nerfs sensitifs utérins, qui se réfléchit par la moelle sur les nerfs moteurs, et fait entrer en contraction l'utérus, les trois effets du bromure sur le système nerveux s'ajouteront pour combattre le commencement de la fausse couche. Si le début d'avortement est dû à une intolérance de la part de la matrice, la propriété stupéfiante du bromure la calmera; de même, s'il est la conséquence d'une congestion, ou même d'une hémorrhagie, de quelque cause qu'elle dépende, le bromure, par sa qualité vasomotrice, sera fort utile.

L'opium a déjà fait ses preuves en pareil cas, et il est recommandé par la généralité des auteurs contre les menaces d'avortement. Sans nier l'utilité de cet agent, nous lui préférerions le bromure de potassium, qui a l'avantage de ne pas congestionner les centres nerveux, et de ne pas produire ou augmenter la constipation, qui est à elle seule une cause fréquente d'avortement.

Vomissements incoercibles.

Si nous nous servons de cette expression « vomissements *incoercibles*, » qui n'est pas exacte, puisque, dans les observations qui vont suivre, il y eut heureuse issue, grâce à l'emploi du bromure, c'est qu'elle est consacrée par l'usage pour indiquer les vomissements qui ne laissent conserver à la femme aucun aliment, et qui mettent réellement sa vie en danger, au point que Merrimann, Blundel, Churchill conseillent de provoquer, dans de semblables cas, l'accouchement prématuré artificiel; que M. le professeur Depaul conseille et provoque l'avortement à toute époque de la grossesse, comme nous le lui avons vu faire à l'hôpital des Cliniques, en 1865, sur une jeune femme enceinte de deux mois, qui était, par suite de vomissements répétés, dans un état d'inanition avancé. Le mot *vomissements graves*, pour désigner la troisième période des vomissements de la grossesse, nous paraît beaucoup mieux approprié. L'observation suivante, que nous devons à l'obligeance de M. le Dr Martin-Damourette, prouve suffisamment l'utilité du bromure dans les cas de vomissements assez répétés pour mettre la femme en réel danger; et, dans un cas où il faudrait choisir entre la mort certaine des deux êtres confiés à ses soins, s'il n'intervient pas, ou la mort certaine du fœtus seulement, avec la probabilité de conserver la vie à la mère, s'il agit à temps, en provoquant l'expulsion du produit de la conception, le médecin serait bien coupable, s'il ne s'adressait pas au médicament qui nous occupe, qui possède, avons-nous dit, une action tonique sur l'estomac, laquelle l'aide à supporter et à digérer les aliments, une propriété acinétique qui agit sur le diaphragme et les muscles abdominaux, principaux agents du vomissement; une action sédative sur la moelle, qui réagit contre l'excitation nerveuse venue de l'utérus gravide, et, enfin, une action anesthésique qui s'exerce sur ce dernier organe et sur l'estomac. On pourra ainsi, nous n'en doutons pas, dans bon nombre de cas, conserver deux existences, dont l'une au moins aurait dû être sacrifiée, si l'on s'en tenait aux traitements indiqués jusqu'ici.

OBSERVATION.

(Due à l'obligeance de M. le Dr Martin-Damourette.)

Vomissements de la grossesse ayant résisté aux antispasmodiques et aux amers, et cédant au bromure de potassium.

Madame G..., âgée de 28 ans, mariée depuis trois ans, d'un tempérament lymphatico-sanguin, d'une bonne santé habituelle, en est à sa troisième grossesse. La première fut une grossesse simple, pendant presque toute la durée de laquelle madame G... fut tourmentée par des vomissements et du dégoût pour les aliments, sans que les amers (quassia amara et noix vomique), la pepsine et les antispasmodiques (pilules au valérate de zinc, lavements d'asa fœtida) aient pu diminuer un instant les malaises.

La deuxième grossesse fut gémellaire, accompagnée, dans les premières semaines, de ptyalisme et de vomissements fréquents. Il existait en même temps de la névralgie faciale; plus tard, il s'y joignit d'assez vives douleurs dans l'abdomen, qui était fortement distendu. Le sulfate de quinine, la petite centaurée, le fer, furent sans effet, aussi bien contre la névralgie faciale que contre les vomissements; la magnésie, donnée en vue de combattre une constipation habituelle, l'eau de Vichy et la teinture d'iode ne donnèrent pas plus de résultat. A la fin du quatrième mois de la gestation, les douleurs névralgiques de la face disparurent, pendant l'emploi du sirop de morphine, à la dose de deux cuillerées à soupe par jour, et, quinze jours plus tard, les vomissements semblèrent céder à l'usage de la belladone, prise à la dose de deux pilules de 0 gr. 05 par jour, et appliquée en pommade sur l'épigastre. Mais, dans les dernières semaines de la grossesse, les vomissements reparurent, accompagnés d'une névralgie faciale et abdominale si intense, que la malade était presque totalement privée de sommeil, et qu'elle ne conservait que fort rarement les aliments qu'elle prenait. La morphine et l'eau de laurier-cerise furent données sans le moindre succès. L'accouchement se termina heureusement.

Aujourd'hui, 15 décembre 1867, Mme G... est à la

fin du troisième mois de sa troisième grossesse, que nous dirons plus tard être gémellaire. Dès les premières semaines, elle a été fatiguée par de la salivation, et, bientôt après, par des nausées et des vomissements qui ne lui permettent que rarement de conserver ce qu'elle prend. Il existe en même temps du dégoût et une constipation opiniâtre; enfin de la névralgie faciale, comme dans la deuxième grossesse.

Les pilules de sulfate de quinine et de morphine, ainsi que les amers, restent sans effet contre les névralgies. La belladone, qui avait paru dans la précédente grossesse être la cause de la cessation des vomissements, la pepsine, les petites doses de calomel, la magnésie, les alcooliques, tour à tour opposés aux vomissements et à la constipation, restent complétement inefficaces.

Cependant, Mme G... en était arrivée à ne plus vouloir prendre d'aliments, à la fois par dégoût et par crainte des vomissements. Elle était tombée dans un état de langueur qui lui ôtait la force et le courage de se livrer à son commerce; elle avait considérablement maigri. Elle avait la persuasion qu'elle « n'irait pas au bout de sa grossesse »; elle fut soumise au traitement par le bromure, à la dose de 1 gramme matin et soir, dans la macération de quassia amara. Dès le deuxième jour, les vomissements furent modérés; huit jours après, ils avaient disparu, sous l'influence d'une dose de 3 et 4 gr. par jour. Cette dose fut administrée pendant quinze jours et, à cette époque, la névralgie faciale ayant elle-même complétement disparu, le médicament fut donné à doses décroissantes pendant huit jours, puis suspendu. Mme G... put dès lors se nourrir, reprendre ses occupations et elle se porta fort bien jusqu'au septième mois de sa grossesse.

A cette époque, elle éprouva des douleurs abdominales assez vives, et, bientôt après, reparurent les vomissements et la névralgie faciale. Le bromure, donné d'emblée à la dose de 3 gr. (1 le matin, 2 le soir), joint aux boissons gazeuses et glacées et à l'alimentation froide que préférait la malade, suspendit les accidents. Mme G... accoucha à terme de deux jumeaux en très-bon état.

En avril 1868, Mme G... devint enceinte pour la quatrième fois et au bout de six semaines, elle était de nouveau tourmentée par des vomissements qui la mettaient dans un état comparé par elle-même, vu son intensité, au mal de mer. Il se joignait à cet état de fréquentes migraines et une grande faiblesse générale. Le bromure fut administré tout d'abord à la dose de 2, puis de 3 grammes par jour.

Au bout de dix jours, suspension complète des accidents, retour des forces, d'un certain embonpoint et d'une santé vigoureuse. Le bromure ne fut donné que pendant vingt jours. Les vomissements ne reparurent pas jusqu'à la fin de la grossesse, qui se termina par un accouchement simple.

« Cette multiple observation, ajoute M. Martin-Damourette, ne peut laisser de doute sur l'efficacité du bromure contre les vomissements de la grossesse, assez opiniâtres pour avoir fait craindre l'apparition de la seconde période, c'est-à-dire de la fièvre et du profond dépérissement par inanition qui précède de si peu l'explosition des accidents nerveux graves. Il n'est même pas douteux que les névralgies concomitantes des vomissements dans ces diverses grossesses n'aient cédé au traitement bromuré. Je n'ai eu occasion d'employer le bromure que dans deux autres cas de vomissements de la grossesse, et, les deux fois, l'accident céda en moins de vingt jours d'administration de 2 ou 3 gr. de bromure par jour. »

Cette observation nous montre que, dans les cas de vomissements nerveux, il n'est pas toujours nécessaire de continuer le traitement bromuré longtemps après la cessation des accidents, s'il a été commencé de bonne heure, et que, en tous cas, il n'est point nécessaire de continuer longtemps les hautes doses; il suffit, si les accidents reviennent après la suspension du bromure, de maintenir par de faibles doses l'organisme dans un état de *bromuration*, qui diminue l'irritabilité de la moelle, et prévient les convulsions des muscles du vomissement. Il n'y a pas de danger à continuer longtemps le traitement par le bromure, car nul auteur, que nous sachions, n'a signalé qu'il fût un médicament *accumulatif*, ni qu'il dérangeât les fonctions de l'économie.

M. le professeur Gubler n'a pas eu l'occasion d'administrer le bromure dans le cours de la grossesse; mais il a réussi à calmer, à arrêter même des vomissements répétés chez des sujets nerveux et chez des albuminuriques ; on peut, du reste, considérer les vomissements nerveux de la grossesse comme une éclampsie de l'estomac ; c'est ce qui explique les bons effets du bromure dans ces accidents.

Nous terminerons ce court exposé en signalant un emploi du bromure sur lequel les auteurs ne nous paraissent pas avoir suffisamment insisté. Nous voulons parler du tétanos : dans cette névrose, les contractures sont évidemment l'effet de l'irritation de la moelle, sous l'influence d'un traumatisme ou d'une action directe qui ne nous est pas toujours connue.

Là, comme dans toutes les névroses d'ordre réflexe, la propriété acinétique et anesthésique du bromure, et surtout son action sur l'irritabilité spinale, trouveront leur application. C'est à la clinique qu'il appartient de décider cette question, car la pratique donne souvent tort à la théorie, quoique celle-ci paraisse fort rationnelle et appuyée sur des preuves incontestables.

Aussi nous proposons-nous, le cas échéant, d'employer le bromure à doses répétées et élevées dans cette maladie, ainsi que dans l'angine de poitrine et l'hydrophobie rabique. Dans cette dernière affection, vu la contracture du pharynx, on serait peut-être obligé de l'administrer soit en lavements, soit par la méthode hypodermique ou endermique.

Nous ne quitterons pas la question de l'emploi du bromure chez la femme, sans signaler une indication que nous n'avons trouvée posée nulle part : c'est celle de son utilité dans la période de la ménopause, contre les congestions de siéges variés si fréquentes chez la femme à cette période de sa vie, et contre les hémorrhagies qui s'y lient.

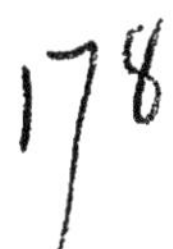

www.ingramcontent.com/pod-product-compliance
Ingram Content Group UK Ltd.
Pitfield, Milton Keynes, MK11 3LW, UK
UKHW020417220726
13923UKWH00004B/1996